DE QUELQUES CONSIDÉRATIONS

SUR LES

POLYPES NASO-PHARYNGIENS

ET LEUR PROPAGATION AU CERVEAU

PAR

Nicolas-Alfred PETIT

DOCTEUR EN MÉDECINE DE LA FACULTÉ DE PARIS
Lauréat (1876-77) — (1877-78) de l'École de Médecine de Dijon,
Ancien externe des hôpitaux de Paris.

PARIS

ALPHONSE DERENNE

52, Boulevard Saint-Michel, 52

1881

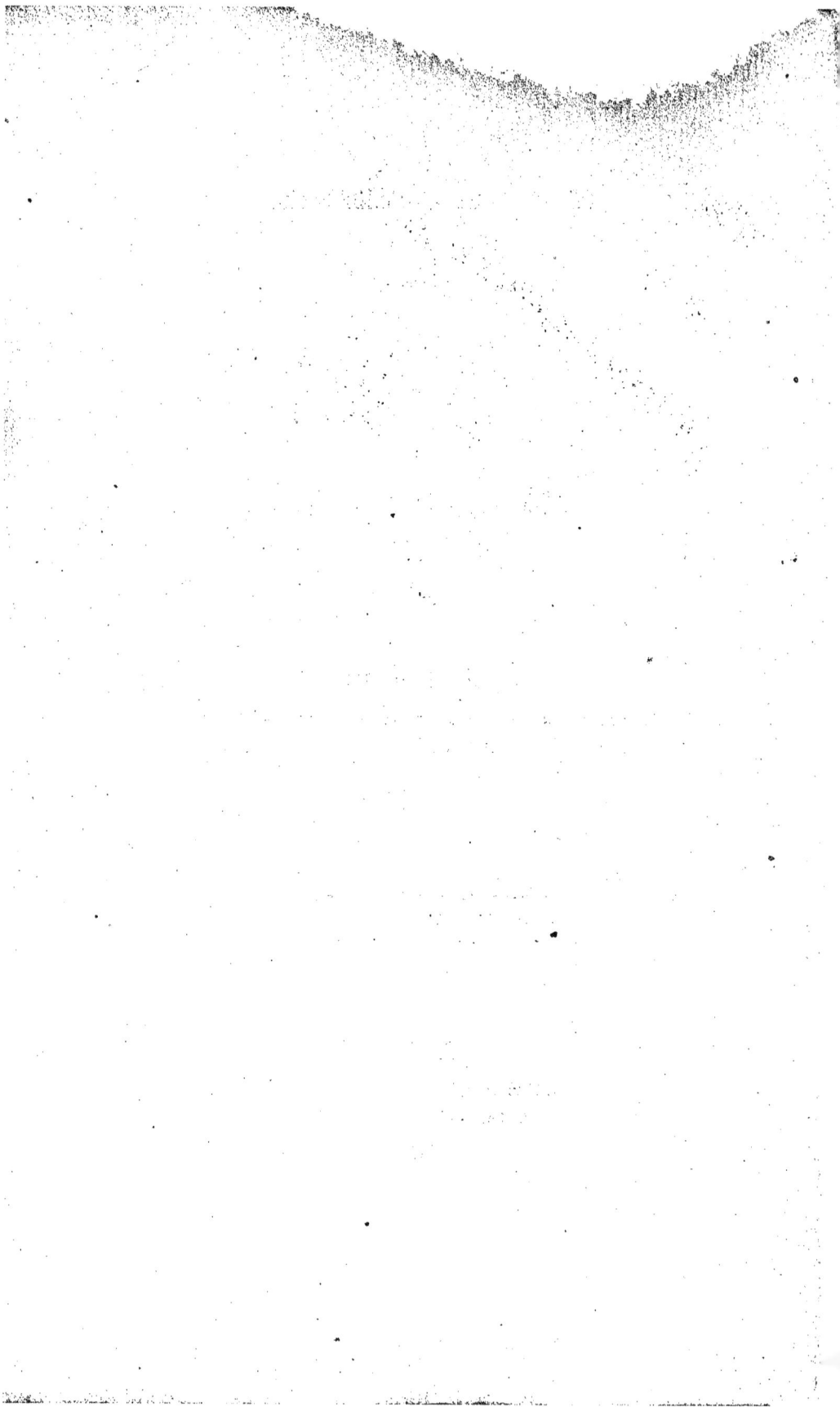

DE QUELQUES CONSIDÉRATIONS

SUR LES

POLYPES NASO-PHARYNGIENS

ET LEUR PROPAGATION AU CERVEAU

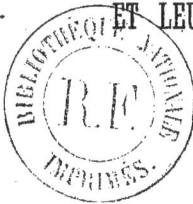

PAR

Nicolas-Alfred PETIT

DOCTEUR EN MÉDECINE DE LA FACULTÉ DE PARIS

Lauréat (1876-77) — (1877-78) de l'École de Médecine de Dijon,

Ancien externe des hôpitaux de Paris.

PARIS

ALPHONSE DERENNE

52, Boulevard Saint-Michel, 52

1881

Td 91 50

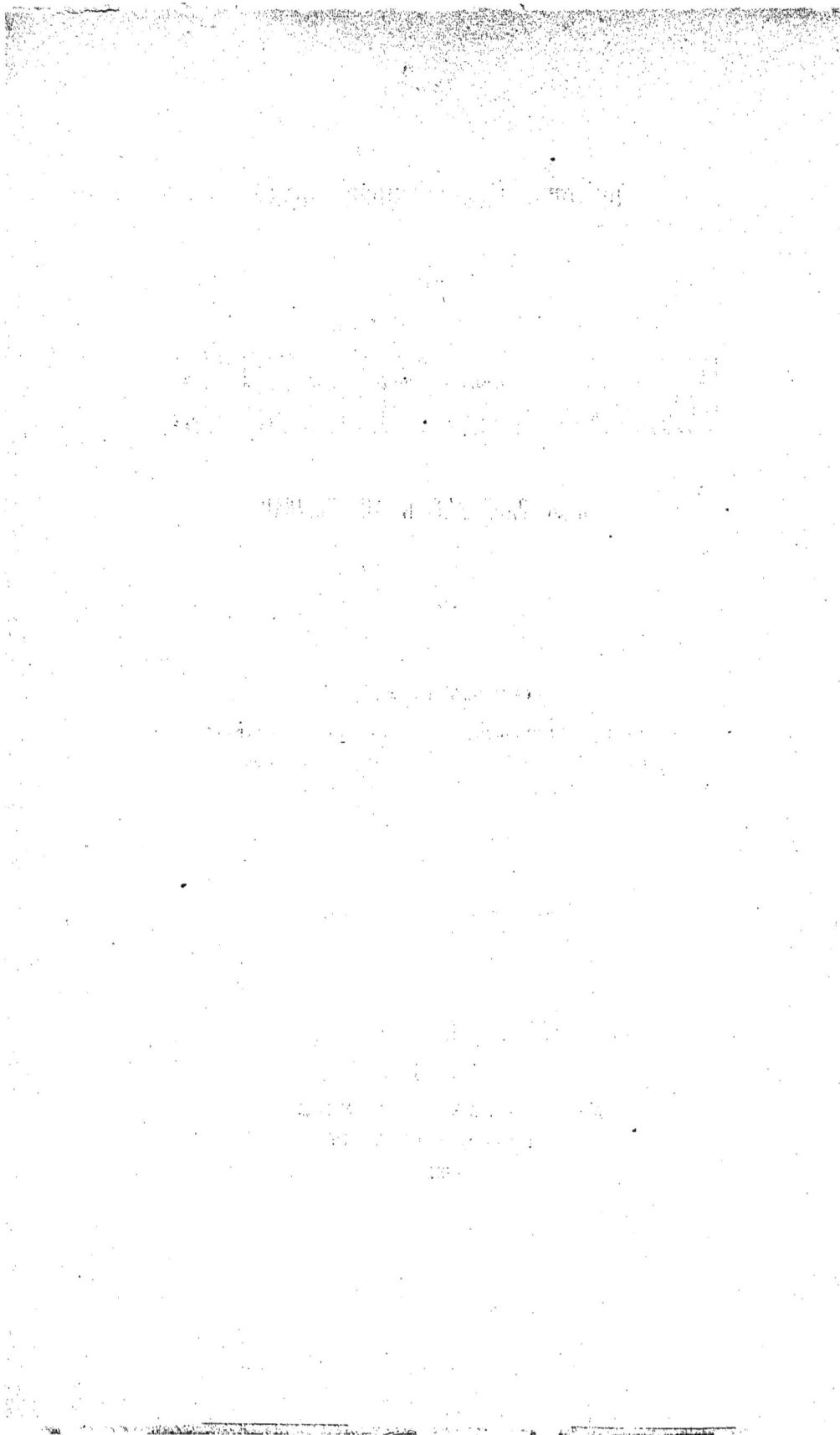

A MON PÈRE, A MA MÈRE

Dévouement filial et reconnaissance.

A MA SOEUR

Témoignage d'affection.

A MA FAMILLE

A MES AMIS

A MON MEILLEUR AMI

LE DOCTEUR G. DAMÉE

A MES MAITRES DE L'ÉCOLE DE MÉDECINE DE DIJON

A MES MAITRES DE LA FACULTÉ DE PARIS

A MON PRÉSIDENT DE THÈSE

M. LE PROFESSEUR VERNEUIL

Professeur de clinique chirurgicale à la Faculté de Paris,
Membre de l'Académie de médecine,
Chirurgien de la Pitié,
Officier de la Légion d'honneur.

A M. LE PROFESSEUR RICHET

Professeur de clinique chirurgicale à la Faculté de Paris,
Membre de l'Académie de Médecine,
Chirurgien de l'Hôtel-Dieu,
Commandeur de la Légion d'honneur.

A M. LE Dr HÉRARD

Professeur agrégé de la Faculté de Paris,
Médecin de l'Hôtel-Dieu.

A M. LE PROFESSEUR DEPAUL

Professeur de clinique obstétricale à la Faculté de Paris,
Membre de l'Académie de médecine,
Chirurgien de l'Hôpital des cliniques.

DE QUELQUES CONSIDÉRATIONS

SUR LES

POLYPES NASO-PHARYNGIENS

ET LEUR PROPAGATION AU CERVEAU

Plusieurs travaux remarquables ont été faits sur les polypes naso-pharyngiens, mais c'est à peine si les auteurs y effleurent la question de propagation crânienne ; ils se contentent de mentionner cette complication comme un fait rare, sans y insister davantage.

Nous nous proposons donc de traiter plus spécialement ce côté de la question tout en faisant ressortir quelques points intéressants concernant l'étiologie de ce genre de tumeurs.

Après que nous aurons cherché à établir le diagnostic de propagation ou de non propagation dans la cavité crânienne, nous terminerons par quelques considérations sur les indications et contre-indications dont il faut tenir compte pour l'opération.

Pour cette dernière partie nous serons bref et nous éviterons d'entrer dans de grands détails touchant telle ou

Petit

telle méthode de traitement ; nous ne ferions que répéter ce qui a été l'objet de plusieurs ouvrages dont les auteurs sont : M. Gosselin (th. de concours, 1850), Gerdy (th. pour la chaire de Path. ext. 1833), Botrel, d'Ornellas (th. Paris, 1854), Robin-Massé (th. de Paris, 1864), Baudrimont (th. de Paris, 1869).

Nous avons été amené à traiter ce sujet par l'existence simultanée de deux cas de polypes naso-pharyngiens avec extension au cerveau, que nous avons pu observer : l'un à l'hôpital Saint-Louis chez M. Ledentu ; l'autre dans le service de M. le professeur Richet qui a bien voulu nous autoriser à publier l'observation de son malade.

C'est un devoir et un plaisir pour nous d'exprimer ici à ces deux excellents maîtres toute notre gratitude et nos sincères remerciements pour la bienveillance avec laquelle ils ont bien voulu nous aider de leurs conseils depuis le commencement de ce travail.

Nous remercions également MM. les internes de M. Ledentu, M. Bazi, chef de clinique, et M. P. Bertheux, interne dans le service de M. Richet pour l'empressement avec lequel ils nous ont communiqué les renseignements dont nous avions besoin.

ÉTIOLOGIE

Par polypes naso-pharyngiens, on entend des tumeurs d'aspect et de consistance fibreuse prenant naissance dans la majorité des cas, pour ne pas dire toujours, à la base du crâne.

Ces tumeurs se rencontrent le plus souvent chez les sujets jeunes, c'est-à-dire de dix à trente ans et de préférence du sexe masculin... Certains chirurgiens et Dolbeau en particulier prétendent que ces sortes de tumeurs n'existent jamais dans le sexe féminin et qu'elles ne se rencontrent jamais au delà de trente ans. C'est ainsi qu'il s'exprime (*Gaz. des Hôp.* année 1873, p. 800). « J'ai été très surpris d'entendre la relation d'un polype naso-pharyngien chez une petite fille de six ans. Jusqu'à présent je ne sache pas qu'on ait prouvé d'une façon authentique l'existence de ces polypes qui s'implantent à la base du crâne, dans le sexe féminin.

Non-seulement, dit-il, ces tumeurs sont spéciales à l'homme mais elles constituent encore l'apanage de la jeunesse, elles débutent vers l'âge de quinze ans, on ne les trouve plus après la trentaine. »

Follin dans son *Traité de pathologie externe* dit également : « Parmi les causes prédisposantes, l'âge est sans contredit la plus importante. Cette affection ne se rencontre en effet presque jamais au delà de trente ans ; elle est

au contraire relativement commune de quinze à vingt ans ;
on l'a observée une fois chez un enfant de deux ans.

Il est extrêmement remarquable que sur un nombre de
faits déjà considérable, la statistique ne porte absolument
que sur des enfants du sexe masculin. La seule exception
que l'on connaisse est une femme de cinquante-cinq ans,
dont Richard a présenté l'histoire en 1860. L'âge de cette
femme, la nature du polype qui était excessivement vasculaire, enfin le manque d'examen direct de la tumeur qui
fut détruite par cautérisation, ne doivent faire accepter ce
fait qu'avec doute. Jusqu'ici les polypes naso-pharyngiens
seraient *donc inconnus* chez la femme. »

Plusieurs faits viennent combattre l'opinion de Dolbeau
et de Follin et permettent d'affirmer que non-seulement
ces tumeurs peuvent exister chez la femme, mais encore se
présenter au delà de trente ans.

En effet, on trouve dans la *Gazette des hôpitaux*, 1873,
page 800, le cas d'une femme de soixante ans, opérée
par M. Verneuil d'un polype naso-pharyngien, qui était
cons'itué par du tissu fibreux pur.

Le même chirurgien (*Gaz. des hôp.* 1879) opéra une
femme de soixante-deux ans présentant un polype pharyngien formé de tissu fibreux presque pur. Une autre femme
âgée de soixante-quatre ans offrait une tumeur du même
genre, dense et peu vasculaire. Une jeune fille de dix-huit
ans présentait aussi un polype naso-pharyngien (28 août
1879) et fut opérée par M. Verneuil qui craignait un envahissement du côté de la cavité crânienne.

Dans une séance de la Société de chirurgie rapportée par
la *Gazette des hôpitaux* (année 1860, page 239), M. Hu-

guier cite le cas d'une dame guérie par M. Richard d'un polype naso-pharyngien. C'est le cas cité dans Follin.

Ces faits sont suffisants pour renverser l'opinion trop exclusive de Dolbeau et de Follin, et établir l'existence de ces polypes chez la femme avec la possibilité de se développer à n'importe quel âge. Il faut admettre toutefois que ces tumeurs sont de beaucoup plus fréquentes dans le sexe masculin que dans le sexe féminin et que si on les rencontre au delà de trente ans, c'est exceptionnel.

Parmi les causes de cette affection on a signalé, mais sans preuves : la scrofule, la misère, les traumatismes. Cette dernière cause semble avoir quelque raison d'être si on se reporte à l'observation de Levret (obs. II).

La pathogénie de ces tumeurs s'explique jusqu'à un certain point en tenant compte de l'évolution du squelette. Il y aurait une irritation du périoste à un certain moment du développement du système osseux dans ces régions, et cette irritation s'exagérant donnerait lieu à un processus morbide. Il y aurait, comme dit le professeur Gosselin, exubérance nutritive.

SYMPTOMATOLOGIE

Les polypes naso-pharyngiens restent longtemps inaperçus. Au début, on rencontre les symptômes d'un simple coryza (obs. XIV), gêne respiratoire, enchifrènement, besoins fréquents de se moucher, épistaxis plus ou moins fréquents. Mais ce qui frappe dès cette période, c'est une céphalalgie tenace, la plupart du temps localisée à la région frontale.

La seconde période de l'affection est caractérisée par des symptômes plus marqués. Le malade se plaint d'un enchifrènement plus fort, les épistaxis se répètent plus souvent, la gêne de la respiration est plus accentuée et le malade a conscience d'un corps étranger qui obstrue les fosses nasales.

Très rapidement on voit apparaître un écoulement muqueux, souvent purulent qui se produit presque continuellement et qui s'accompagne d'une odeur fétide parfois repoussante. Lorsque la tumeur siège primitivement sur la voûte naso-pharyngienne, elle vient chatouiller la partie postérieure du voile du palais, et produit des nausées. On observe également à cette période de l'affection, un certain degré de surdité, de l'altération du goût et de l'odorat, des troubles mécaniques de la déglutition qui ont surtout pour cause l'immobilisation du voile du palais par la tumeur, dont la conséquence est le reflux des liquides par le nez. A cette période il est déjà possible d'explorer la tumeur au moyen du doigt et de l'apercevoir au moyen du laryngoscospe.

La troisième période du développement de la tumeur est caractérisée par la déformation ; les os de la face sont déjetés et écartés les uns des autres (obs.), l'odorat est perdu, le goût et l'ouïe sont très compromis ; le voile du palais est souvent fortement repoussé en avant et la respiration par le nez devient impossible. Tout le côté de la face correspondant à la tumeur se déforme ; le sillon naso-génien s'efface ; l'œil est projeté plus ou moins hors de l'orbite par le refoulement en haut du plancher inférieur. Il en résulte de la diplopie, une tendance aux conjectivites, de l'épiphora, parfois des névralgies rebelles, une occulsion incomplète des paupières. Lorsque la tumeur envoie des prolongements vers la fosse temporale ou zygomatique, on constate d'ordinaire un empâtement général de tout un côté du visage ; l'arcade zygomatique paraît déjetée, le creux parotidien disparaît plus ou moins, la mastication est gênée et il n'est pas rare de voir la voûte palatine abaissée du côté de la cavité buccale.

Les polypes naso-pharyngiens à cette période ne se contentent pas d'envahir seulement la fosse zygomatique ; ils s'étendent de tous côtés, ils remplissent très rapidement les sinus maxillaires, plus rarement les sinus frontaux, fréquemment les sinus sphénoïdaux, puis écartant les os de la base du crâne s'introduisent dans la cavité crânienne. Nous reviendrons plus loin sur cette complication qui constitue l'un des points importants de ce travail.

Quant à la marche de cette affection, elle est généralement lente, mais continue; cette lenteur dans la marche n'est cependant pas une règle absolue, car on a vu ces tumeurs prendre subitement un accroissement énorme en un temps très court et nécessiter par là une prompte intervention, à cause de la suffocation qui menaçait le malade. Ces polypes ne paraissent pas susceptibles de rétrograder, cependant on observe parfois un temps d'arrêt dont la durée est assez longue.

La durée de la maladie est variable et dépend des conditions multiples inhérentes aux symptômes plus ou moins graves auxquels elle donne lieu ; les hémorrhagies souvent répétées affaiblissent beaucoup le malade et abrègent la durée de la maladie ; le siège du polype influe aussi beaucoup sur la durée. On peut fixer comme limites extrêmes, de six mois à trois ans.

La mort est la conséquence habituelle des polypes naso-pharyngiens ; elle est amenée par une asphyxie lente et une dysphagie progressive, ou par l'affaiblissement dû aux hémorrhagies. Les complications cérébrales surviennent aussi fréquemment comme nous pouvons nous en rendre compte, par les observations qui suivent. On a vu la guérison se produire spontanément par le sphacèle et l'élimination de la tumeur, mais c'est là une terminaison exceptionnelle dont on n'a que quelques exemples authentiques. M. Richet cite des exemples d'intoxication résultant de l'écoulement de liquides sanieux dans l'œsophage.

Toutefois nous ferons ici une remarque qui nous semble de quelque valeur, car elle a des conséquences sérieuses au point de vue du traitement. Legouest prétend (*Bull. Soc. chir.*, 31 janvier 1866) que ces polypes n'ont pas une marche fatalement progressive, qu'ils ne jouissent que d'une vitalité temporaire et qu'en les laissant, on finirait par les empêcher de récidiver. La conséquence de cette doctrine serait donc d'éviter les grandes opérations radicales dans le traitement des polypes. Tel n'est pas cependant l'avis de Boyer qui prétendait que plus on touchait à ces tumeurs, plus on favorisait leur transformation en cancer. A l'opinion de Boyer nous pouvons ajouter ce que les recherches anatomo-pathologiques nous ont démontré, savoir que : si les polypes naso-pharyngiens ne se transforment pas en

cancers, ils subissent facilement la transformation sarcoma-
teuse ou cartilagineuse (obs. XIII).

Pronostic. — Les polypes fibreux naso-pharyngiens
constituent toujours une affection grave tant par les rapports de la tumeur avec la cavité crânienne, que par les
hémorrhagies qu'ils occasionnent. De plus ils récidivent
presque fatalement et l'opération en cas de succès définitif
crée dans la face des difformités énormes, ou dans la bouche des pertes de substances gênantes pour la déglutition.

FRÉQUENCE DE LA PROPAGATION VERS LE CERVEAU

DES POLYPES NASO-PHARYNGIENS

Dans le cours de ce travail, nous avons été amené par
nos recherches à constater que les cas de polypes naso-
pharyngiens n'étaient point rares, que ces tumeurs en-
voyaient des expansions dans la plupart des cavités et ouvertures qui entourent le pharynx : arrière cavité des fosses
nasales, trompe d'Eustache, sinus sphénoïdaux, et sinus
maxillaire, mais nous n'avons trouvé qu'un nombre restreint de cas avec prolongements crâniens. Nous en rapportons dix-huit dans lesquels l'autopsie est venue démontrer l'existence de ces prolongements avec les dégâts causés
par eux, et si dans plusieurs de ces faits on ne trouve que
des lésions légères de la substance cérébrale, dans d'autres, au contraire, comme celui de Cooper (obs. X),
on rencontre des lésions énormes et on est stupéfait du petit

nombre de symptômes observés pendant la vie avec de tels dégâts.

Nous avons jugé nécessaire de rapporter également des cas où l'on avait diagnostiqué l'extension la de tumeur au cerveau, mais la guérison fut obtenue et nous verrons plus loin qu'il est permis, avec Michaux de Louvain (Bruxelles 1867), de mettre en doute le fait de propagation crânienne.

Il est probable, en effet, qu'il n'y eut alors qu'un simple refoulement, peut-être avec amincissement, des parties osseuses donnant lieu à des troubles divers tels que céphalalgie, exorbitis, somnolence, et qu'une fois la tumeur enlevée, la compression cessant, le malade put guérir. Tel est le cas communiqué par Ollier de Lyon à la Société de chirurgie en 1866 ; le malade, après l'opération guérit parfaitement tout en conservant une atrophie de la papille de chaque côté. Il est permis de croire qu'il n'y eut là qu'un simple effet de compression sur le nerf optique et que cette compression fut assez prolongée pour amener dans ce nerf, des lésions irréparables. A côté de cet exemple on peut rapporter celui du malade de M. Heurtaux (*Gaz. des hôp.* 1877, page 1060). Un polype naso-pharyngien donna lieu à un affaiblissement de la vue de l'œil gauche. Après opération et guérison la vue de l'œil gauche se faisait comme à travers un brouillard. Dans ce cas on peut se demander si la lésion oculaire n'était pas consécutive à des troubles vasculaires.

COMMENT SE FAIT CETTE PROPAGATION

Elle se fait fréquemment par destruction de la lame criblée de l'ethmoïde comme M. Gosselin en rapporte un cas (Th. de concours, 1850). Brulatour de Bordeaux (*Gaz. d. hôpit.* 1830, page 93) en rapporte un autre exemple. A l'autopsie, dit-il, la lame criblée de l'ethmoïde fut trouvée détruite, et un embranchement passait de l'orbite dans le crâne par la fente sphénoïdale. Dans l'observation X, tirée de S. Cooper, la pénétration dut se faire également par destruction de la lame criblée, car à l'autopsie on trouva que la tumeur qui était devenue cartilagineuse dans une grande partie de son étendue, possédait un prolongement gros comme une orange qui avait pénétré dans le crâne et détruit le lobe antérieur de l'hémisphère gauche du cerveau.

Souvent on rencontre la disposition suivante : la masse polypeuse envahit d'abord les sinus sphénoïdaux, les distend, les amincit, et pénètre dans la boîte crânienne au niveau de la selle turcique, du trou optique, de la fente sphénoïdale et du sinus caverneux. On trouve cette disposition dans l'observation IX.

L'autopsie montra le sinus sphénoïde rempli de la masse fibro-plastique qui se portait de là dans la voûte crânienne du côté des lobes antérieurs comprimant le nerf optique gauche avec atrophie consécutive de la papille, déterminant, toujours par la même cause, la paralysie de la troisième paire. Dans l'observation V, à l'autopsie on trouva, au niveau de l'apophyse d'Ingrassias, dans un point correspondant au nerf optique, la paroi osseuse perforée. Pour qu'une disposition semblable ait lieu, il a fallu que le sinus sphénoïdal fût envahi primitivement comme dans le cas précédent. L'observation VI, du malade de M. Huguier, fait voir aussi la tumeur qui pénètre dans la fosse moyenne droite du crâne après avoir envahi le sinus sphénoïdal ; la hernie, du volume d'une grosse noix, était logée dans le cerveau.

La pénétration a souvent lieu par la fente sphénoïdale et M. Pozzi dans le mémoire qu'il présenta au Congrès de Lille en 1874, cite deux exemples de pénétration du polype par cette ouverture. Le premier malade étant mort de syncope dans le service de M. Verneuil, on trouva sur le côté droit de la selle turcique, entre les deux apophyses clinoïdes antérieures, la dure-mère soulevée par une tuméfaction notable, mollasse au toucher. En ce point existait un autre prolongement du fibrôme qui passait dans le crâne par la fente sphénoïdale très élargie.

Dans l'observation IV du même mémoire que nous citons à l'observation VIII, il est dit : Un autre prolongement pénétrait dans la partie postérieure de l'orbite par la fente sphéno-maxillaire, puis se dirigeant en arrière, il pénétrait dans le crâne par la fente sphénoïdale et venait former, à l'intérieur de cette cavité, une tumeur du volume d'une noix, dure, bosselée, inégale, qui comprimait le lobe moyen du cerveau.

En passant en revue les différentes observations qui suivent, on peut se convaincre de ce fait que les productions polypeuses, pour arriver dans la cavité crânienne, ne suivent pas toujours des voies qui leur sont ouvertes naturellement comme nous venons de le faire voir ci-dessus, mais dans la moitié des cas, au moins, elles usent, résorbent par compression la barrière osseuse.

C'est ainsi que s'est comporté le polype cité dans Levret (p. 371).

« Il écarta, dit-il, les os du nez, se fit jour à travers les deux angles internes des yeux, distendit horriblement la face. Il écartait les os de la base du crâne et comprimait le cerveau. »

Dans l'observation IV, tirée de la thèse de Beuf (Paris 1857) on a trouvé à l'autopsie, dans le sinus latéral gauche, une collection purulente entourée d'une enveloppe fibrineuse se continuant dans le golfe de la veine jugulaire.

M. Pozzi, dans le même mémoire que nous citons plus haut (obs. II), cite le cas d'un homme atteint de polype naso-pharingien chez lequel l'autopsie montra la base du crâne usée et soulevée par le prolongement du polype. Chez le malade de M. Richet (obs. XIV) toute la paroi inférieure du sinus caverneux était détruite, et la paroi supérieure commençait à se sphaceler par suite de la compression qu'exerçait le polype et qui occasionna en ce point une inflammation toute locale qui eut pour résultat l'adhérence de la corne sphénoïdale du cerveau à la dure-mère.

Nous terminerons ce paragraphe en disant que les points qui donnent le plus de prise aux prolongements fibreux sont : la lame criblée de l'ethmoïde, la fente sphénoïdale et le sinus sphénoïdal dont la paroi est facilement détruite. Mais il faut bien se garder de croire que ce sont là les seuls points par lesquels se fait l'envahissement, car les observations qui suivent démontrent qu'il existe d'autres points par lesquels se fait fréquemment la pénétration. Néanmoins ceux que nous venons de citer sont certainement ceux qui se laissent vaincre le plus souvent.

On serait tenté de croire que du rapport qui existe entre ces régions et les parties correspondantes du cerveau on pourrait aisément tirer des conclusions touchant le diagnostic de cette complication. Malheureusement il n'en est rien, comme nous le verrons lorsque nous nous occuperons du diagnostic de ces prolongements crâniens.

ANATOMIE PATHOLOGIQUE.

Dans l'étiologie, nous avons déjà dit que les polypes naso-pharyngiens sont des tumeurs qui occupent primitivement le pharynx et l'arrière cavité des fosses nasales, pour s'étendre ensuite par diverses voies dans les cavités avoisinantes.

Les opinions touchant le point d'implantation de ces productions, ont été très controversées. Pour Michaux de Louvain l'origine la plus fréquente serait non-seulement l'apophyse basilaire de l'occipital, le corps et les ailes du sphénoïde et la base du crâne proprement dite, mais n'importe quel point des fosses nasales. Or les polypes qui se développent dans les fosses nasales sont surtout des polypes muqueux et il est bien rare d'y rencontrer des productions fibreuses. Aussi Nélaton n'admet-il pour point d'implantation que la base du crâne ou l'apophyse basilaire. On trouve cette tendance encore plus accusée dans les travaux de d'Ornellas (Th. de Paris, 1854) et de Robin-Massé (Th. de Paris, 1864) qui limitent à l'occipital et aux environs de la fosse ptérygoïde le siège de ces tumeurs dans l'espace restreint compris d'une part entre la partie postérieure de l'articulation sphénoïdale du vomer et les insertions des muscles grand droit antérieur de la tête et d'autre part d'une fosse ptérygoïdienne à l'autre. Dans l'observation XIV de M. Richet, la seule qui nous ait permis de constater par nous-même le point d'insertion du polype, nous avons pu voir qu'il prenait naissance sur l'aile inférieure gauche du sphénoïde, ce qui rentre bien dans l'opinion ci-dessus.

Toutefois d'après Follin, on ne saurait être trop exclusif et s'il est vrai de dire que le point d'implantation habituel des polypes est le voisinage immédiat de l'orifice pharygien de la trompe d'Eustache, c'est maintenant une vérité bien reconnue que les fibromes naso-pharyngiens peuvent s'implanter dans l'étendue d'une région assez considérable. On a observé des cas où l'insertion occupait toute l'aphopyse basilaire, en même temps qu'elle empiétait sur le sphénoïde, le vomer et l'ethmoïde, d'autres fois on a vu le polype naître manifestement du sinus sphénoïdal. Enfin Verneuil, Flaubert, Follin et d'autres ont constaté l'existence de prolongements multiples présentant leurs points d'attache en divers endroits des cavités nasales. Faut-il dans ces cas admettre avec l'école de Nélaton, que toutes ces insertions sont le résultat d'adhérences secondaires? Sans doute c'est là une opinion possible, mais que rien ne démontre. Michaux en effet a prouvé que ces racines secondaires sont souvent plus difficiles à arracher que l'implantation primitive. Nous nous rattachons donc à l'opinion mixte dans laquelle les polypes naso-pharyngions ont leur point de départ habituellement sur la surface basilaire, au voisinage du trou déchiré postérieur et des apophyses ptérygoïdes, mais peuvent exceptionnellement prendre naissance sur divers points des fosses nasales.

L'examen attentif du point d'implantation de ces tumeurs a permis de voir qu'elles sont produites par le périoste qui tapisse les os de cette région, etc.

Lorain a démontré (*Bull. de société de chirurgie* 1860 p. 260) qu'il existe normalement un renflement de la fibro-muqueuse au niveau de l'apophyse basilaire avec prédominance du tissu fibreux et absence presque complète de tissu élastique.

Loin de se pédiculiser, comme les polypes muqueux, les polypes fibreux présentent une large base d'implantation. Les premiers sont mous, gélatineux, peu vasculaires ; les fibromes, au contraire sont durs et le plus souvent très-vasculaires, parce qu'ils sont doublés d'une fibro-muqueuse plus ou moins tuméfiée. De là ces fréquentes hémorrhagies qui affaiblissent les malades et nécessitent souvent une prompte intervention. Ces tumeurs sont mamelonnées et ces mamelons sont susceptibles d'envoyer des prolongements qui conservent, dit Rampolla, une direction oblique en bas et en arrière. Dans certaines observations nous avons en effet constaté que l'autopsie avait fait découvrir des prolongements occupant cette direction et qui avaient échappé à l'investigation du chirurgien (obs. I et obs. XIV).

Le volume de la tumeur peut être considérable, atteindre la grosseur du poing et au delà, déformer complètement la face en déjetant tous les os qui la composent. Tel est le cas cité dans Levret (*Cure radicale des polypes*, p. 371), et que nous rapportons dans l'observation II.

L'écartement des yeux est également fréquent dans les observations de polypes naso-pharyngiens.

En ce qui concerne les prolongements de la tumeur, les uns peuvent être considérés comme existant toujours, les autres sont accidentels. Les prolongements constants pénètrent par l'orifice postérieur des fosses nasales et par le pharynx. L'embranchement nasal est rarement unique et le plus souvent il pénètre des deux côtés de la cloison (observation XIII, la tumeur cartilagineuse était à cheval sur la cloison).

L'embranchement pharyngien proémine plus ou moins en avant, repousse les piliers postérieurs et le voile du palais, vient faire saillie jusqu'au niveau du corps de l'axis ou de la troisième vertèbre cervicale, de sorte qu'on l'aperçoit par l'inspection directe du pharynx.

Lorsque le polype se développe latéralement, il ne tarde pas à se trouver circonscrit par les parois osseuses ; il s'insinue alors dans la fente ptérygo-maxillaire et envahit la fosse zygomatique. Là, arrêté de nouveau par la branche montante du maxillaire inférieur, il change de direction, gagne verticalement le bord antérieur de l'articulation temporo-maxillaire, passe sous l'arcade zygomatique et peut remplir en partie la fosse temporale.

Dans d'autres cas c'est l'orbite qui est envahie par la fente sphéno-maxillaire. Enfin on a vu des polypes remplir

pour ainsi dire toutes les cavités de la face, occuper le sinus maxillaire, remonter jusqu'aux cellules ethmoïdales,
les perforer et pénétrer plus ou moins profondément dans
la cavité crânienne. Ils peuvent y pénétrer aussi par des des-
tructions des os du crâne ou par les fentes et orifices qu'ils
y rencontrent.

Par leur structure les polypes naso-pharyngiens sont clas-
sés dans les fibrômes. Ils sont constitués par un tissu terne,
jaunâtre, peu élastique, criant sous le scalpel (*Dict.* de
A. Bérard, t. XXI, p. 95, année 1840) ; à la coupe on
voit qu'ils sont formés de mamelons isolés, ou lobules à
fibres concentriques, de sorte que ces caractères les rap-
prochent de l'aspect général des corps fibreux de l'utérus,
mais ils s'en distinguent par l'absence complète des fibres
musculaires lisses.

Les polypes naso-pharyngiens, comme toutes les tumeurs, peuvent passer par diverses phases d'évolution
régressive. Cependant ils ne subissent en général, aucune
altération.

Jamais ils ne se ramollissent ni ne s'ulcèrent comme les
carcinômes, tant qu'ils sont liés aux parois sous-jacentes ;
mais on a signalé parfois une dégénérescence graisseuse
partielle et plus souvent une incrustation calcaire limitée.
Cloquet a montré un fait de ce genre à la Société de chirurgie en 1860. L'infiltration de sérosité à travers les fibres
de la tumeur a pu en imposer pour un polype muqueux
(Broca. Société de chirurgie, 28 fév. 1866) ; enfin il n'est
pas rare d'observer une dégénérescence kystique, soit au
centre de la tumeur (Cruveilhier), soit dans ses prolonge-
gements. Maisonneuve (*Gaz. des hop.*, 1855, p. 110) a en-

levé un polype naso-pharyngien qui contenait dans son embranchement zygomatique deux kystes séreux assez volumineux.

Il est rare de voir ces polypes se transformer sans qu'il y ait eu de manœuvres faites sur la tumeur. O. Weber a cependant observé plusieurs fois la transformation de ces fibrômes en sarcômes (Follin).

L'observations XIII nous fournit également un exemple de cette transformation, mais sous une autre forme et dans d'autres conditions. La tumeur enlevée par la première opération, bien que n'ayant pas été examinée au point de vue histologique, présentait à la vue, au toucher et à la coupe tous les caractères du fibrôme. Par la deuxième opération on extirpa des fragments d'enchondrome. La tumeur primitive s'est donc transformée après la première opération.

Dans l'observation de S. Cooper il est dit : « On trouva une tumeur qui était devenue en grande partie cartilagineuse ». Ce fait se rattache aux cas de transformations avant toute opération.

OBSERVATION I

(*Gazette des Hôpitaux*, 1830, page 93)

Brulatour de Bordeaux rapporte le fait d'un garçon de 15 ans atteint de polype implanté sur la voûte du pharynx. Il envoyait un embranchement dans la fosse nasale droite, dans le sinus maxillaire. D'autres prolongements se portaient vers la fosse zygomatique et l'orbite.

Il fut opéré et mourut le douzième jour après l'opération après avoir présenté quelques symptômes cérébraux.

A l'autopsie, on a trouvé la lame criblée de l'ethmoïde détruite et un embranchement qui passait de l'orbite dans le crâne par la fente sphénoïdale. Cet embranchement non plus que celui de la fosse zygomatique n'avait pas été reconnu pendant la vie.

OBSERVATION II

(Levret. — Cure radicale des polypes, page 371).

Cet auteur rapporte l'histoire d'un polype qui occupait les deux narines, qui écarta les os du nez, se fit jour à travers les deux angles internes des yeux, chassa ces deux organes de leurs orbites et distendit horriblement la face ; ce polype remplissait toutes les cavités osseuses qui communiquent avec le nez : il écartait les os de la base du crâne et comprimait le cerveau.

OBSERVATION III

Cette observation est tirée de la thèse de concours de M. Gosselin sur le traitement chirurgical des polypes naso-pharyngiens, 1850.

L'auteur cite à la page 33 de cet ouvrage un cas de mort après ablation de polype naso-pharyngien.

A l'autopsie, on trouva le polype en rapport avec la dure-mère à travers une perforation de la lame criblée. Le tissu cellulaire sous-arachnoïdien présentait une infiltration séreuse et çà et là purulente.

OBSERVATION IV

Dans cette observation, recueillie dans la thèse de Beuf, Paris 1857, il est fait mention d'un homme de vingt et un ans, valet de ferme, qui entra dans le service de M. Nélaton le 18 octobre 1849. Il fut opéré et mourut des suites de l'opération.

A l'autopsie, on trouva une collection purulente dans le sinus latéral gauche, collection entourée d'une enveloppe fibrineuse se continuant dans le golfe de la veine jugulaire.

Ce prolongement fibrineux de la tumeur dans le golfe de la veine jugulaire n'avait donné naissance pendant la vie, à aucun signe de compression cérébrale.

OBSERVATION V

Recueillie avec la précédente dans la thèse de Beuf. — Paris 1857.

L. 31 ans. Cultivateur. Il est opéré par M. Nélaton le 27 février 1854.

« Depuis longtemps le malade se plaint de violents maux de tête qui font redouter une compression du cerveau. La dilatation de la pupille droite confirme M. Nélaton dans cette idée. »

Le malade succombe quelque temps après l'opération et l'autopsie révèle que :

Du côté du crâne, au niveau de l'apophyse d'Ingrassias à droite, dans un point correspondant au nerf optique, la paroi osseuse est perforée ; si l'on incise la dure-mère légèrement soulevée en ce point on voit le polype qui comprime le nerf optique du côté droit ; cette compression nous explique la dilatation de la pupille de l'œil correspondant, pendant la vie.

Le polype naît sur la partie la plus élevée de l'apophyse basilaire, sur la partie du sphénoïde qui lui fait suite et aussi à la base de la face interne des deux apophyses ptérygoïdes.

Observation VI

Gazette des hôpitaux, p. 239. Séance de la Société de chirurgie, 1860.

M. Huguier raconte que son malade succomba à un affaissement comateux attribué à l'hémorrhagie et l'autopsie révéla que :

Le polype s'insérait à la base de l'apophyse basilaire, au tissu fibro-cartilagineux qui obture le trou déchiré antérieur et à la base des apophyses ptérygoïdes, il s'était introduit dans le sinus sphénoïdal et avait pénétré dans la fosse moyenne droite du crâne, où il formait une hernie du volume d'une grosse noix logée dans le cerveau.

A gauche il avait pénétré par le trou déchiré antérieur et formait une saillie de la grosseur d'une noisette.

Aucun trouble fonctionnel n'a révélé pendant la vie la disposition de ces tumeurs et ne permit d'en établir le diagnostic.

M. Huguier voit dans ce fait l'indication sur un sujet jeune d'opérer de bonne heure afin de s'opposer à la marche envahissante de l'affection.

Observation VII

Dans la même séance de la Société de chirurgie que celle où fut puisée l'observation VI, M. Giraldès parle d'une observation de la thèse de Bonn dans laquelle un malade fut opéré d'un polype naso-pharyngien par Wondser, fut renvoyé guéri et mourut subitement.

On constata à l'autopsie que la voûte crânienne avait été perforée.

Observation VIII

Citée par S. Pozzi (Congrès de Lille, 1874).

Bulletin de la Société de chirurgie, tome II (2e série) 1862 p. 170.

Deguise. — Note sur un cas de mort survenue dans une opération d'ablation du maxillaire supérieur, pratiquée sur un malade affecté de polype naso-pharyngien.

« La section du lobe pharyngien à peine terminée, il survint tout à coup une syncope contre laquelle je luttai inutilement pendant plus de vingt minutes ; les battements du cœur devinrent de plus en plus faibles et le malade s'éteignit.

Au point de vue du manuel opératoire, les choses s'étaient passées avec régularité et précision ; seule l'introduction de la scie à chaîne à travers l'unguis avait offert quelque difficulté.

Le pédicule s'insérait au tissu fibreux qui entoure le trou déchiré antérieur, à la partie interne de l'apophyse ptérygoïde, à la partie postérieure de la paroi des fosses nasales et surtout au cartilage de la trompe d'Eustache. De cette insertion multiple et étendue partaient des prolongements qui se dirigeaient dans divers sens.

La partie supérieure de la tumeur n'ayant contracté avec le corps du sphénoïde que des adhérences de voisinage, avait défoncé une partie de la paroi inférieure du sinus sphénoïdal, à l'intérieur duquel elle avait pénétré. Puis après avoir distendu sa cavité, elle était venue faire saillie sur le côté de la selle turcique et même de la petite aile du sphénoïde qu'elle avait atrophiée par compression. Dans aucun de ces points la tumeur n'avait détruit la dure-mère.

.....Un autre prolongement pénétrait dans la partie postérieure de l'orbite par la fente sphéno-maxillaire, puis se dirigeant en arrière, il pénétrait dans le crâne par la fente sphénoïdale et venait former à l'intérieur de cette cavité, une tumeur du volume d'une noix, bosselée, inégale et qui à ce niveau comprimait sensiblement le lobe moyen du cerveau. Ce dernier prolongement, placé à la face interne de la dure-mère, avait contracté avec elle des adhérences filamenteuses, peu vasculaires et faciles à détruire.

Observation IX

Extrait de la thèse de Gaudt. Paris, 1866.

Emmanuel S..., âgé de 17 ans, est entré dans le service de M. Nélaton en 1860, au mois de mai, atteint d'une polype naso-pharyngien qui se développait depuis trois ans. A l'examen extérieur on a constaté un exorbitis de l'œil gauche avec paralysie complète de la troisième paire. La pupille était dilatée et la vue complètement abolie. L'examen ophtalmoscopique que nous avons fait à ce moment là nous a permis de constater une atrophie très notable de la papille gauche avec conservation des vaisseaux centraux. L'œil droit était sain. M. Nélaton expliquait l'amaurose de ce malade par l'introduction du polype dans le sinus sphénoïdal qui a pu perforer la paroi supérieure de cet os, ou bien de la lame criblée de l'ethmoïde, pénétrer ensuite dans le crâne et y produire la compression du nerf optique. L'ablation de la tumeur fut pratiquée avec un résultat immédiat remarquable, puisque quinze jours après l'opération l'exopthalmos avait diminué, la paupière s'était relevée et la pupille contractée. Le malade alla très bien pendant plusieurs semaines lorsque tout à coup il fut pris d'accidents cérébraux des plus graves et mourut des suites de cette complication.

L'autopsie confirma le diagnostic de M. Nélaton. Le sinus sphénoïde était rempli par la masse fibro-plastique qui s'était portée de là dans la voûte crânienne, du côté des lobes antérieurs et avait occasionné une encéphalite mortelle.

OBSERVATION X

(*Dictionnaire de chirurgie pratique* de Samuel Cooper, article polype).

Dans le mois d'avril 1817 un jeune garçon de 12 ans mourut à l'hôpital Saint-Barthélemy à Londres des suites d'une tumeur qui s'était développée dans les fosses nasales et y avait produit une difformité de la face telle que je n'en avais jamais vue.

Avant la mort, la tumeur offrait un volume considérable à la partie supérieure du nez. La narine gauche était excessivement distendue, il y avait plus de quatre pouces de distance entre les deux yeux ; l'œil gauche était affecté d'amaurose par suite de la compression exercée par la tumeur. Le malade voyait encore de l'œil droit. La tumeur couvrait tellement la bouche qu'on ne pouvait y introduire la nourriture qu'avec une cuiller et qu'il était impossible d'examiner la voûte palatine.

Quinze jours avant la mort ses jambes se paralysèrent et dans la dernière semaine de la vie, le malade fut atteint de paralysie de la vessie.

A l'examen du cadavre on trouva que la tumeur était devenue cartilagineuse dans une grande partie de son étendue et ce qu'il y avait de plus remarquable, c'est qu'une portion grosse comme une orange à peu près, avait pénétré dans le crâne et détruit le lobe antérieur de l'hémisphère gauche du cerveau. Cependant malgré un tel désordre le malade n'avait éprouvé, ni douleurs, ni coma jusqu'aux derniers moments de son existence. Toutes les parties osseuses environnantes étaient plus ou moins résorbées et l'on ne pouvait guère déterminer l'endroit où la tumeur avait commencé, à se développer.

Observation XI.

(Sur les causes de la mort subite dans l'extirpation des polypes naso-pharyngiens et sur le pronostic de cette opération par S. Pozzi. — Congrès de Lille 1874. Page 1).

Au mois de juin 1874, dans le service de M. le professeur Verneuil, un jeune homme subissait une opération pour une récidive de polype naso-pharyngien.

Une première fois, au mois de novembre 1872, une incision allant obliquement de l'arcade zygomatique à la commissure labiale, avait permis d'arriver sur la tumeur qui avait détruit la paroi antérieure du sinus maxillaire et proéminait dans l'arrière cavité des fosses nasales. Le polype avait été complètement enlevé, son insertion cautérisée et le malade était parti, se croyant définitivement guéri.

Cependant, après quelques mois de répit, la repullulation s'était produite. Au moment où la deuxième opération allait être pratiquée le fibrome remplissait la cavité des arrière-narines, repoussait le voile du palais, formait une saillie très notable dans la fosse canine gauche et avait amené une exophtalmie du même côté, qui s'accompagnait d'une cécité complète. Ajoutons que de fréquentes épistaxis, une diffi-culté croissante de la phonation et même de la respiration rendaient indispensable une prompte intervention chirurgicale. L'état général du sujet était d'ailleurs assez satisfaisant ; aucun accident d'origine cérébrale, point de somnolence, de céphalalgie, de paralysie ou de vomissements. Les forces étaient conservées malgré les hémorrhagies et grâce à l'excellent appétit du sujet.

Le patient étant anesthésié une incision nouvelle rouvrit l'ancienne cicatrice et l'on procéda à l'extraction du néoplasme. Un premier lobe volumineux fut enlevé de la cavité nasale considérablement élargie et déformée. Le prolongement pharyngien fut également arraché. Enfin l'opération fut terminée par l'ablation d'un lobe orbitaire, d'une con-sistance moindre que les précédents, formant une sorte de grappe et qu'on retira laborieusement par la fente ptérygo-maxillaire agrandie. Ces divers temps de l'opération nécessitèrent l'ablation de quelques fragments osseux avec les pinces de Lister, mais l'instrument tranchant fut abandonné aussitôt après l'incision de la peau et remplacé par la spatule, la rugine ou simplement les doigts du chirurgien. La torsion précéda l'arrachement de chaque segment. Aussi l'hémorrhagie fut-elle médiocre et à peine supérieure à deux palettes. Le fer rouge fut porté sur le point d'implantation du pédicule et promené sur les parois de l'énorme cavité qu'on venait de mettre à découvert.

A ce moment, le malade qui jusque-là avait bien supporté l'opération devint subitement très pâle, le pouls faiblit et la respiration s'arrêta. Cette syncope combattue par les moyens usuels fut de courte durée. Le pansement achevé, le malade, sortant du sommeil anesthésique, manifesta une agitation extrême. Il se soulevait avec force et pronon-çait des paroles incohérentes.

On l'emporta sur un brancard dans la salle. Au moment où il fut placé sur son lit, seconde syncope qui dura environ cinq minutes. Une demi-heure après, troisième syncope et malgré les soins qui lui furent prodigués, il ne put être rappelé à la vie.

Un fait aussi inattendu était de nature à frapper vivement et donnait à l'autopsie une importance particulière. Allait-elle nous révéler les causes de cette brusque terminaison que rien n'expliquait, soit dans les conditions où l'opération avait été entreprise, soit dans les incidents qui l'avaient marquée ? L'examen du cadavre fut donc fait avec le plus grand soin. Il permit de constater : l'absence complète de sang dans les voies aériennes ; l'existence d'un demi verre environ de ce liquide dans l'estomac ; l'intégrité des divers appareils et en particulier de l'appareil circulatoire. On remarqua seulement que le cerveau et les méninges offraient une anémie notable. En soulevant l'encéphale pour l'enlever, on constata une légère adhérence à la dure-mère du lobe sphénoïdal. On put voir en outre qu'au niveau du trou déchiré antérieur la base du crâne donnait passage à un lobule du polype. Ce prolongement, du volume d'une amande, était lisse et présentait à sa surface deux petits kystes transparents. La dure-mère était détruite ainsi que la paroi osseuse, et le fibrôme, en contact immédiat avec la circonvolution de l'hippocampe, adhérait à l'arachnoïde par de fins tractus. Aucun signe d'altération du tissu cérébral, qui était simplement déprimé. En outre, sur le côté droit de la selle turcique, entre les deux apoplyses clinoïdes antérieures, la dure-mère était soulevée par une tuméfaction notable, mollasse au toucher. En ce point existait un autre prolongement du fibrôme, qui passait dans le crâne par la fente sphénoïdale très élargie. Les sinus de la dure-mère examinés avec soin, ne présentaient pas de thrombose.

Observation XII.

(Recueillie dans le même mémoire que l'observation précédente).

A propos du fait qui est le sujet de l'observation précédente, M. Verneuil rapporte à sa clinique, un fait analogue.

Il est relatif à une opération de polype naso-pharyngien exécutée dans d'excellentes conditions, sans grande perte de sang et à la fin de laquelle le sujet eut une syncope dont on ne put le faire revenir. A l'autopsie, on constata la présence d'une petite quantité de sang dans ja trachée et l'on crut y voir la cause de la mort. Mais il nous paraît bien plus probable que ce liquide avait pénétré pendant la syncope elle-même et sous l'influence peut-être de la position déclive donnée au sujet pour la combattre. Il n'y avait pas eu, en effet, le moindre symptôme asphyxique, le moindre effort de toux. Disons, en terminant, que l'on trouva la base du crâne usée et soulevée par un prolongement du polype, bien que pendant la vie rien n'eût été observé qui pût le faire soupçonner, le cerveau était du reste sain.

Observation XIII (personnelle)

Louis D..., garçon boucher, âgé de dix-sept ans, ne présente comme antécédents morbides, que la rougeole à onze ans.

Au mois d'octobre 1879, il lui survient un commencement d'exophtalmie, une gêne peu marquée de la respiration par le nez et apparaît une petite tumeur au niveau du rebord orbitaire inférieur gauche. Le malade va consulter M. Galezowski qui le soigne pendant cinq mois. Dans cet intervalle, il lui donne un coup de bistouri dans cette tumeur sous-orbitaire, pensant peut-être avoir affaire à une collection purulente ; il ne sortit que du sang. C'est alors que sur les conseils de M. Galezowski, le malade entre à l'Hôtel-Dieu, dans le service de M. le professeur Richet. Il y reste pendant cinq mois, après lesquels il entre dans le service de M. Ledentu le 17 août 1881.

A ce moment, on constate une exophtalmie plus grande. L'œil gauche est plus saillant que le droit, la vue y est presque abolie, et cet œil est le siège de douleurs assez vives ainsi que tout le côté gauche de la tête et de la face. L'œil droit voit encore très bien, il est moins saillant que le gauche et il n'est le siège d'aucune douleur.

On constate aussi, à ce moment, une saillie du volume d'une amande vers le tiers postérieur de la voûte palatine. La fosse canine gauche est complètement obstruée par la tumeur. La droite est libre.

D'ailleurs l'état général du sujet a toujours été très satisfaisant. Jamais d'épistaxis.

M. Ledentu juge l'opération nécessaire, et le 27 octobre 1880, il fait une incision médiane comprenant toute la longueur du voile du palais et le tiers postérieur de la voûte palatine. Il extirpe par cette voie, une portion de la tumeur et il attaque le reste par les caustiques.

La tumeur paraît enlevée dans son entier : le point d'implantation se trouva sur l'apophyse basilaire de l'occipital.

La masse enlevée par cette première opération, bien que n'ayant pas été soumise à l'examen microscopique, parait être de nature absolument fibreuse tant à la coupe que par l'examen extérieur.

Le malade perdit peu de sang pendant l'opération.

La cicatrisation est complète le 1er janvier 1881. L'exophtalmie diminue ; la fosse canine gauche est désobstruée. Malgré cela, l'œil gauche ne voit plus, à partir du 1er janvier 1881. L'œil droit voit encore jusqu'au 1er juillet, époque à laquelle la cécité est complète. L'examen ophtalmoscopique décèle dans les deux papilles, des plaques d'atrophie.

L'état général est toujours satisfaisant ; il n'existe ni somnolence, ni céphalalgie, ni vomissements, ni paralysies.

Le 19 juillet 1881, la tumeur a récidivé et M. Ledentu pratique une seconde opération dont voici le manuel opératoire.

Il fait une incision verticale sur le milieu du nez et les lambeaux sont rabattus en volets. Par cette voie, on pénètre facilement dans la cavité des fosses nasales ; une tumeur cartilagineuse médiane du volume d'une datte, est extirpée, elle envoyait un prolongement dans chacune des cavités nasales et semblait à cheval sur la lame perpendiculaire de l'ethmoïde, qu'il a fallu détruire pour enlever cette partie de la tumeur. Avec le doigt on arrive sur une masse cartilagineuse, comme la précédente, située en arrière, adhérente à la base du crâne, avec laquelle elle fait corps et qu'on peut faire mouvoir, en appuyant sur elle avec l'extrémité du doigt. Cette masse n'est pas extirpée, dans la crainte d'ouvrir les sinus de la base du crâne. Des plaques d'amadou sont appliquées dans l'ouverture pour arrêter l'hémorrhagie produite par les incisions. Ce pansement reste en place pendant deux jours.

Après l'opération, le malade est pris de fièvre et le deuxième jour la température monte à 40°, à cause d'un commencement de résorption putride dû au pansement.

Le troisième jour le malade n'a que 38° de température le matin, mais il accuse un peu de surdité de l'oreille gauche, une tendance continuelle au sommeil, sans cependant pouvoir dormir. L'intelligence est très nette.

Le mieux continue et le 29 la fièvre est tombée, la céphalalgie a disparu et la surdité est moindre ; il y a donc tendance à l'amélioration.

La situation de la masse cartilagineuse à la base du crâne permet d'expliquer la cécité par la compression du chiasma des nerfs optiques, et non par l'envahissement des cavités orbitaires, car si cela avait lieu, on aurait en même temps quelque paralysie des muscles de l'œil, avec déviation du globe oculaire, ce qui n'est pas.

Toutefois l'amaurose de l'œil droit n'étant survenue que longtemps après celle de l'œil gauche, il est permis de croire que le nerf optique gauche a été comprimé le premier en un point rapproché du chiasma et que la tumeur a gagné de proche en proche.

Notons en terminant cette observation, la transformation de la tumeur fibreuse en tumeur cartilagineuse. Ne pourrait-on pas admettre que cette transformation cartilagineuse serait le résultat d'un travail irritatif sur le tissu osseux voisin ?

Observation XIV (personnelle).

Le nommé B..., Augustin, âgé de 18 ans, entre le 12 janvier 1881, dans le service de M. Richet, au n° 8 de la salle Saint-Landry.

Aucun antécédent pathologique. Bonne santé habituelle. Seulement, vers l'âge de quinze ans, ce malade s'est aperçu d'un coryza de la fosse nasale gauche. Ce coryza paraît avoir subi des modifications notables d'un jour à l'autre, suivant les conditions dans lesquelles il se trouvait.

Pas d'épistaxis véritables, mais seulement de légers suintements de sang dans la gorge. De plus, le malade a remarqué que lorsqu'il faisait des travaux pénibles, après de grandes fatigues, la respiration devenait plus libre par la narine atteinte.

Tel a été à peu près son état jusqu'à l'âge de seize ans. Un médecin consulté à cette époque lui conseilla des injections d'eau de guimauve.

Au mois de juillet 1880, notre malade s'aperçut que son œil augmentait de volume du côté malade ; il était plus saillant. En janvier dernier 1881, il vint consulter M. Galezowski, qui reconnut la cause de l'exophtalmie et constata de plus, à l'examen ophtalmoscopique que l'œil était absolument sain.

C'est dans cet état que le malade s'est présenté à nous. Exophtalmie très marquée à gauche, strabisme externe de l'œil, vue parfaitement conservée, aucune douleur.

Le nez n'a pas subi de déformation et si l'on invite le malade à renifler, après avoir fermé la narine droite, on constate que l'air ne passe plus dans la narine gauche, de laquelle s'écoule un mucus peu abondant, roussâtre, sans beaucoup d'odeur.

On n'aperçoit rien dans la narine par son orifice antérieur, rien par la gorge ; mais le voile du palais paraît légèrement abaissé. Si on procède à l'examen avec le doigt, on sent dans l'arrière-narine, une tumeur végétante non pédiculisée ; elle paraît s'implanter sur la partie supérieure de la narine ; le doigt passé en arrière des fosses nasales semble s'introduire dans une sorte de cupule.

Ces productions végétantes saignent facilement et chaque examen avec le doigt détermine une petite hémorrhagie.

L'opération est tentée le 19 février. M. Richet pense la faire en deux temps car il redoute l'hémorrhagie qui peut se produire.

Dans le premier temps, il a créé une voie pour arriver sur la tumeur et pour cela il fit une incision le long du sillon naso-génien, incision qui monte en haut jusqu'à l'os propre du nez qu'il saisit avec une pince à mors plats et renverse sur le dos du nez. De cette façon, la tumeur est mise à découvert et devient facilement attaquable par une rugine à long manche que l'on emploie pour détacher la tumeur de sa large base d'implantation. Mais à ce moment se produit une hémorrhagie telle qu'il faut suspendre l'opération et pratiquer le tamponnement de la narine à l'aide d'une éponge et de boulettes de charpie imbibées de perchlorure de fer. En moins de trois minutes, le malade avait perdu près de 400 à 600 gr. de sang.

Dès le soir de l'opération la température était à 39°,2, le pouls petit et fréquent ; le surlendemain elle était à 40°, et comme il se faisait par la narine un écoulement de liquide sanieux et de mauvaise odeur, M. Richet se décida à enlever le tamponnement. Immédiatement il se produisit une hémorrhagie aussi abondante que la première et avec le doigt porté dans la narine on s'assura que le sang s'écoulait de tous les points de la tumeur. Un nouveau tamponnement arrêta l'hémorrhagie. Les jours suivants, la température se maintint autour de 40°, et l'état de faiblesse du malade était si grand qu'on craignit pour sa vie. Il fut mis au régime des toniques et des reconstituants qui lui donnèrent bientôt des forces.

Le 3 mars, alors que la suppuration était parfaitement établie dans la narine, M. Richet enleva le tampon ; une troisième hémorrhagie, aussi abondante que les précédentes, survint aussitôt et nécessita un nouveau tamponnement.

Du 5 au 8 mars chaque soir, température de 40°, avec rémission matinale de 1°. Malgré cela, appétit assez bon. Les forces reviennent.

Le 11 mars, température normale, suppuration très abondante. M. Richet enlève le tampon et l'hémorrhagie ne se reproduit pas. Il peut constater avec le doigt que la tumeur est refoulée dans l'orifice postérieur des narines où elle joue le rôle d'un véritable tampon. Il y fixe une flèche de pâte de Canquoin qu'il laisse en place pendant vingt-quatre heures, après quoi il fait des injections d'eau alcoolisée qu'il n'avait pas cessé du reste de faire depuis l'opération.

L'examen histologique de la tumeur a démontré qu'on avait affaire à un polype fibreux très vasculaire.

Le 30 avril, nouvelle application de caustique après ablation d'un petit morceau de tumeur qui donne lieu à un léger écoulement de sang.

Du 22 au 23 juin dans la nuit, hémorrhagie considérable, à la suite de la chute de deux grosses eschares.

Le 1er juillet, nouvelles hémorrhagies très abondantes, faciles à arrêter par le tamponnement.

Le 4 juillet à dix heures du soir, nouvelle hémorrhagie très abondante, le malade perd connaissance et le 5 juillet à quatre heures du matin il meurt.

Autopsie. — La corne sphénoïdale du cerveau du côté gauche était adhérente à la dure-mère qui tapisse la fosse sphénoïdale.

Au-dessous, le sinus caverneux était ouvert et sa paroi supérieure commençait à se sphacéler. Par ce point on pénétrait directement dans les fosses nasales de sorte que toute la paroi inférieure du sinus caverneux a été détruite par les caustiques et la suppuration.

La tumeur des fosses nasales était à peu près détruite, mais il restait dans la fosse ptérygoïde et dans le sinus sphénoïdal, un prolongement plus gros qu'une noix, que les flèches n'ont pu atteindre.

Dans notre cas, dit M. Richet, il n'existait aucun symptôme qui permît de soupçonner le prolongement crânien.

Observation XV

Elle nous fut communiquée ainsi que les trois qui suivent par M. le Dr H. Petit, sous-bibliothécaire à la Faculté de médecine de Paris, qui voulut bien nous faire part d'un travail inédit dont il fit la communication au Congrès de l'association française pour l'avancement des sciences. Montpellier 1879.

M. Creus opère une malade de polype naso-pharyngien à prolongements multiples. Mort une heure après. A l'autopsie, toute la fosse moyenne gauche du crâne avait disparu et il y avait une perte de substance triangulaire dont le bord postérieur avait 4 cent. 1/2, le bord antérieur 5 cent. et le bord externe 3 cent. 1/2 ; les trous ovale, grand rond et sphéno-épineux faisaient partie de cette brèche qui était encore plus large à la face inférieure du crâne. Le prolongement crânien de la tumeur avait 8 centimètres de long sur 4 centimètres 1/2 de large ; il avait englobé les nerfs pathétique, moteuroculaire commun, moteur-oculaire externe ainsi que le ganglion de Gasser et ses trois branches ; le sinus caverneux était aplati et le nerf optique comprimé à son entrée dans l'orbite.

Eh bien, tous ces dégâts ne s'étaient traduits que bien faiblement à l'extérieur. Comme phénomènes, nous trouvons, du côté gauche, correspondant à la tumeur légère exophtalmie, dilatation de la pupille, parésse de l'iris, intégrité des muscles moteurs de l'œil, perte totale de la vision. A l'examen opthalmoscopique, intégrité de la circulation centripète, diminution du calibre des artères, atrophie papillaire et rétinienne. — Douleurs dans la moitié gauche de la face et du crâne.

Pas d'altération de l'œil droit.

(*Revista de méd. cir. pract.* t. 1er 1877. Tirage à part).

OBSERVATION XVI.

Communiquée également par M. le Dr Petit ainsi que les deux observations qui vont suivre.

Polype naso-pharyngien accompagné d'hémorrhagies graves par la bouche et le nez. Tous les chirurgiens consultés, entre autres Velpeau, furent d'avis qu'il ne fallait pas opérer. Le malade mourut avec des phénomènes cérébraux..... Creus (id.)

OBSERVATION XVII

Un autre sujet, opéré par M. Creus, mourut quelques jours après ; à l'autopsie, on trouva une petite perforation de la selle turcique, avec destruction de la partie inférieure du corps du sphénoïde et de la portion voisine de l'apophyse basilaire.

Observation XVIII

Un malade atteint de polype naso-pharyngien fut opéré par l'arrachement. Pendant une forte traction avec la pince le malade mourut. Le crâne présentait une perforation très étendue de la base.

Observation XIX

Due également à l'obligeance de M. H. Petit.

M. Verneuil en 1879 eut dans son service un jeune homme affecté de polype naso-pharyngien qui, à un moment donné fut atteint d'hémiplégie. On pensa qu'il existait un prolongement intra-crânien. Mais il n'en était sans doute rien car ces phénomènes ont disparu, et on a pu faire plusieurs séances de cautérisation sans qu'il survînt de symptômes fâcheux.

Observation XX.

Tirée de la thèse de Robin-Massé, 1864, Paris.

X..., n° 14 de l'Hôpital des cliniques, examiné le 16 janvier 1856.
Depuis que le malade est dans les salles, il reste volontiers dans son lit et même depuis quelques jours, il se plaint d'essouflement, de céphalalgie persistante, dans toute la partie antérieure du front. Ce malade dit éprouver de ces douleurs de tête souvent depuis 3 ans. Mais ordinairement elles ne duraient qu'un jour ou deux. Cette fois, elles persistent et sont plus fortes. Il se plaint aussi d'envies de vomir.
On trouve ici des troubles sensoriaux très importants, la vue est presque complètement abolie du côté gauche, la surdité est complète

de ce même côté. Ces symptômes sont arrivés en quelques jours, ce qui prouve que la tumeur fait de rapides progrès de ces deux côtés ; car ici l'exorbitisme est assez faible et quand la marche de la tumeur est lente, il peut être porté très loin, sans amener une altération bien grande de la vue. Hier le pouls n'avait que 52 pulsations ; il n'en a que 48 aujourd'hui.

Le 21 janvier le pouls ne s'est pas relevé, la vue est maintenant abolie dans les deux yeux ; il y a chez ce malade, un état typhoïde qui nous indique très-probablement que depuis quelques jours il s'est fait un prolongement crânien. Mort quelques jours plus tard.

Il n'est pas fait mention de l'autopsie.

Observation XXI

(Tirée de la thèse de Robin-Massé, Paris 1864.)

Lebreton Frédéric, âgé de vingt-deux ans, terrassier, entre à l'Hôpital des cliniques le 26 février 1863.

Début de la maladie vers le milieu de 1860. Douleurs du côté de l'œil droit. Gêne respiratoire dans la narine du même côté. Bientôt après violents maux de tête.

En février 1861, légère exophtalmie à droite ; injection de la conjonctive du même côté, pupille un peu dilatée. Vision sensiblement troublée, céphalalgie, éblouissements, surdité incomplète de l'oreille droite.

Septembre 1862. Vue presque complètement abolie à droite. Douleurs de tête très fortes. Etourdissements.

Le 20 mars 1863, M. Nélaton fait l'ablation totale du maxillaire supérieur en respectant le périoste orbitaire. Il ne resta que le pédicule inséré à l'apophyse basilaire, on le détruisit par cautérisations successives et le malade guérit parfaitement après avoir donné des signes de compression cérébrale.

Observation XXII

(Tirée de la thèse de de Gaudt, Paris 1866).

Dans le courant de mars 1862, il entre dans le service de M. Richet à l'hôpital Saint-Louis le malade dont l'observation suit, il fut opéré par M. Dolbeau. Mort. Autopsie.

R. François, âgé de 41 ans, est entré à l'hôpital Saint-Louis, Salle Saint-Augustin le 22 mars 1862.

Homme de petite taille, bien constitué, mais conformé à la manière des singes, les membres thoraciques sont d'une longueur considérable, les mains arrivent jusqu'au niveau des genoux. D'une intelligence très-peu développée, cet individu passe dans sa famille et à juste titre pour un de ces idiots qui sont plus gênants qu'utiles à la société. Depuis plusieurs années, il a été placé à la Roquette pour y faire la surveillance des petits enfants.

Cette homme outre son intelligence obtuse est affecté d'une surdité presque complète; aussi est-il impossible d'obtenir de lui aucune réponse touchant la maladie qui l'amène à l'hôpital. Les quelques renseignements qui vont suivre ont été fournis par une de ses sœurs.

Depuis deux ans on a remarqué une déformation du nez et un nasonnement très-notable. Dès l'âge de 30 ans c'est-à-dire depuis 10 à 12 ans R... était sujet à de fréquentes épistaxis. Progressivement il était devenu sourd et on avait remarqué que sa voix était modifiée en même temps que sa respiration très-embarassée. Il se plaignait souvent de douleurs de tête.

Depuis son entrée à l'hôpital on a fait la remarque que R. dormait souvent dans le jour et que les maux de tête étaient fréquents. Enfin à deux reprises différentes, il est tombé dans les cours privé de sentiment mais cependant sans être agité de mouvements convulsifs.

Les yeux sont très saillants, surtout celui du côté gauche, la vision est intacte.

Ces divers symptômes ont laissé croire à une compression du cerveau par prolongement crânien.

Le malade mourut vingt-quatre heures après l'opération et on remarque que :

Les méninges et le cerveau ne sont le siège d'aucune vascularisation ; bien au contraire ils se présentent avec tous les caractères d'une anémie très prononcée.

La base du crâne est parfaitement normale. Le seul fait digne de remarque, c'est l'amincissement des parois des sinus frontaux et ethmoïdaux, lesquels sont distendus par des masses polypeuses d'un blanc rosé en tout semblables à celles qui ont été extraites par l'opération. Dans tous ces points pas la moindre trace d'injection ni de traumatisme.

M. Dobleau, à propos de cette observation, s'exprime ainsi :

Vous vous rappelez que les premiers chirurgiens admirent l'existence d'un polype naso-pharyngien avec des prolongements du côté du crâne. Ce diagnostic, nous ne l'avions accepté que partiellement. Nous avions pensé qu'il s'agissait là d'une tumeur fibreuse implantée à la base du crâne et ayant occupé secondairement les fosses nasales. Mais c'est parce que nous avons éloigné l'idée de tout prolongement vers la cavité du crâne que nous avons cru devoir agir.

Sur quels signes se fondait-on pour admettre ces prolongements ? Nous l'avons déjà dit, c'étaient d'une part, les douleurs de tête et la surdité ; d'autre part la somnolence habituelle et les pertes de connaissance.

Tous ces symptômes, à l'exception du dernier, s'observent quelquefois dans les polypes naso-pharyngiens non compliqués. La gêne de la respiration et de la circulation suffisent pour expliquer les douleurs de tête et la somnolence ; les rapports de la tumeur avec la trompe d'Eustache peuvent rendre compte de la surdité progressive, etc...

Cela montre combien le cas était difficile.

DIAGNOSTIC DE PROPAGATION CRANIENNE.

Le diagnostic de la propagation au cerveau des polypes naso-pharyngiens a déjà été l'objet d'un travail fait par M. de Gaudt (th. de Paris 1866). Dans plusieurs séances de la Société de chirurgie, la question fut aussi discutée par des chirurgiens éminents ; le travail nous est donc beaucoup facilité.

L'examen des divers symptômes fournis par les dix-huit premières observations dans lesquelles l'autopsie est venue démontrer la perforation crânienne permet de voir dès le premier abord combien il est difficile de trancher la question de pénétration ou de non pénétration dans le crâne. Dans plusieurs cas, en effet : (obs. XIX, XXI et XXII) des malades atteints de polypes sans prolongements crâniens ont présenté des symptômes qui purent induire en erreur les chirurgiens les plus distingués. Des prolongements dans les sinus frontaux, comme c'est le cas dans l'exemple cité à l'observation XXII, pourraient donc faire croire à l'extension du polype au cerveau.

D'autre part l'observation VI nous apprend qu'une tumeur du volume d'une noisette avait pénétré dans le crâne sans qu'aucun trouble fonctionnel en soit résulté pendant la vie. L'observation VII laisse également supposer qu'aucun signe n'avait démontré l'existence d'une perforation crânienne. Le malade de l'observation XI chez qui l'autopsie révéla une perforation de la base du crâne, ne présentait aucun accident d'origine cérébrale, point de somnolence, de céphalalgie, de paralysie ou de vomissements. La même chose eut lieu dans l'observation XIV.

Du reste, laissons parler M. Verneuil. Il est absolument impossible, dit-il, de diagnostiquer les prolongements du côté du cerveau, on peut seulement les soupçonner (*Bull. de la Société de chirur.*, 5 nov. 1862). Le même professeur, dans une de ses cliniques rapportée par la *Gazette des hôpitaux* du 28 août 1879, s'exprime en ces termes. « Il est malheureusement vrai que rien ne peut faire croire certainement que le polype a perforé le crâne ; c'est là le danger qui menace le chirurgien et devant lequel il s'arrêterait s'il avait une preuve certaine, car personne ne songerait à aller extirper le polype dans ces régions en pratiquant une plaie pénétrante du crâne. On pourrait croire que la présence d'un polype pharyngien ayant perforé le crâne doit amener des phénomènes de compression, des paralysies qui prouvent la perforation crânienne ; il n'en est rien. M. Pozzi, il y a deux ans, en a publié un exemple. D'un autre côté on a vu des malades hémiplégiques, sourds, aveugles à la suite de la compression des nerfs, des vaisseaux, on les a opérés et tous les accidents ont disparu.

Ces faits prouvent donc que lorsqu'il y a des symptômes qui feraient supposer l'envahissement de la boite crânienne, ce soupçon peut être mal fondé, et il ne faut pas hésiter à en pratiquer l'extirpation. Mais, d'autre part, quand ces symptômes n'existent pas, il faut cependant toujours conserver des doutes et redouter cette terrible complication. Si nous cherchons les moyens pour arriver au diagnostic de la pénétration du polype dans le crâne, nous trouvons en première ligne, l'opthalmoscope qui semble au premier abord devoir fournir des renseignements exacts et précis; mais nous allons voir qu'il n'en est rien. Viennent ensuite le laryngoscope, le cathétérisme et le toucher.

Parmi tous ces moyens, aucun n'est capable de nous donner, non-seulement une certitude absolue, mais même des soupçons quelque peu fondés.

L'opthalmoscope semblait avoir fait faire au diagnostic de la propagation des polypes vers le cerveau un grand pas, et M. de Gaudt dans sa thèse inaugurale de 1866 laisse entrevoir que cet instrument peut à lui seul faire diagnostiquer cette redoutable complication. « En effet, dit-il, quelle est la partie de la base du crâne détruite par ces productions fibreuses ? C'est le corps du sphénoïde. Et quelles sont les ouvertures naturelles qu'elles traversent ? Ce sont le trou optique et la fente sphénoïdale.

Or les couches et les bandelettes optiques reposent, les premières médiatement par l'intermédiaire de la glande pituitaire, sur la selle turcique, les secondes immédiatement sur la gouttière optique. Quant au trou optique il livre passage au nerf de ce nom et la fente sphénoïdale est bien près de cet organe. »

En parlant de la sorte, M. de Gaudt a singulièrement modifié la question ; car selon lui il n'y aurait que les parties en rapport avec les couches et les bandelettes optiques, le chiasma et le nerf optique qui seraient détruites par les polypes ; tandis qu'il existe bien d'autres points lésés tels que la lame criblée de l'ethmoïde, le sinus caverneux, le golfe de la veine jugulaire, et n'importe quel autre point de la base du crâne. D'autre part on peut dire avec Michaux de Louvain (Bruxelles, 1867) que les parois du crâne étant amincies ne peuvent-elles pas être soulevées et comprimer les nerfs et les couches optiques sans que pour cela les os soient perforés? C'est en effet ce qui paraît résulter d'une communication faite par M. Ollier de Lyon à la Société de chirurgie (*Gazette des hôpitaux*, 1866, page 279). Un malade présentant un double exorbitis fut opéré et n'eut aucun symptôme du côté du cerveau. L'atrophie du nerf optique persista après l'opération.

Bien que l'opthalmoscope ne puisse nous donner de renseignements certains il peut cependant, en révélant, soit l'atrophie plus ou moins complète de la papille, soit un certain degré de cyanose de la rétine, nous être d'une grande utilité en ce sens qu'il éveillera en nous des craintes quelquefois légitimes et qui entraîneront des modifications dans le pronostic et le traitement.

En 1867 M. Herrgott de Strasbourg réclamait l'usage du laryngoscope pour le diagnostic des polypes naso-pharyngiens. Au moyen de cet instrument on peut dans certains cas, découvrir le point d'implantation de la tumeur et avec cette donnée et quelques autres fournies par l'opthalmoscope par exemple on pourrait peut-être arriver à avoir de fortes présomptions sur la pénétration du polype dans la cavité du crâne.

Le toucher peut être aussi de quelque utilité. Si la tumeur pénètre dans le crâne on peut en appuyant assez fortement sur elle déterminer une compression brusque du cerveau et les symptômes qui en découlent. Mais si les parois du crâne sont très amincies la même manœuvre pourra déprimer le cerveau et produire les mêmes effets. Ce procédé n'a donc pas plus que les autres de valeur réelle d'autant plus que l'absence de signes de compression ne serait pas une preuve de non pénétration.

En résumé nous en arrivons donc à dire avec M. Verneuil que rien ne peut nous offrir la preuve de la pénétration d'un polype dans le crâne.

INDICATIONS ET CONTRE-INDICATIONS

POUR OPÉRER LES POLYPES NASO-PHARYNGIENS.

Les polypes naso-pharyngiens ont une grande tendance à envahir les cavités et à franchir les orifices qui les avoisinent et pour cette raison M. Huguier dans une séance de la Société de chirurgie rapportée (*Gaz. des hôp.* 1860, p. 239) voit l'indication sur un sujet jeune d'opérer de bonne heure afin d'empêcher l'extension de la tumeur vers le cerveau.

M. Giraldès (*Gaz. des hôp.* 1860, p. 239) dit que ces polypes sont des tumeurs auxquelles il ne faut pas toucher à cause des hémorrhagies abondantes auxquelles elles donnent lieu et qui ont souvent obligé les chirurgiens à remettre l'opération commencée. Tel est le cas de l'observation XIV. Mais M. Verneuil, dans la même séance, oppose à la réflexion de M. Giraldès cette remarque, savoir que parmi les polypes, les uns opérés, ont guéri, que les autres, opérés ou non, ont amené la mort. Il est bien évident que dans cette discussion, il n'était question que de polypes sans perforation crânienne.

Mais que faut-il faire lorsqu'il y a lieu de craindre la pénétration? Le même professeur dans la leçon clinique dont nous avons cité des fragments à l'article diagnostic, disait à propos d'une jeune fille de dix-huit ans qui faisait le sujet de sa clinique :

« Un terrible doute se pose donc et nous fait craindre que la tumeur n'atteigne ces régions de la base du crâne. D'un autre côté, devons-nous rejeter l'opération et condamner cette jeune fille à périr dans un court délai, d'asphyxie ou d'inanition ? Certainement non. Mais en présence d'accidents possibles, nous ne tenterons pas l'extirpation complète, je me propose donc de faire l'opération en plusieurs temps, afin de savoir si les phénomènes de compression persisteront, afin de permettre à la malade de mieux respirer et de se mieux nourrir. »

M. Ledentu a suivi la même conduite dans l'opération de ce jeune garçon qui fait le sujet de l'observation XIII.

Après avoir enlevé une portion de la tumeur qui était à cheval sur la lame perpendiculaire de l'éthmoïde, il est arrivé avec le doigt sur une seconde masse cartilagineuse facile à déprimer et qu'il respecta à cause de sa fusion avec les os du crâne (1).

La conduite à tenir en présence d'un polype qui laisse supposer une propagation crânienne consiste donc à suivre la méthode de M. Verneuil, c'est-à-dire à morceler la tumeur afin de faire cesser la gêne respiratoire et à permettre l'alimentation. Le procédé employé de préférence

1. M. le professeur Richet dans ces cas se contente aussi du traitement palliatif et s'en tient au morcellement.

consiste à faire dans certains points de la tumeur des injections de chlorure de zinc liquide, de façon à circonscrire la
partie dont on veut déterminer le sphacèle. Il faut avoir
soin en employant ce procédé, d'empêcher le chlorure de
zinc de tomber dans le larynx ou d'atteindre les parties voi-
sines et surveiller la chute de la portion gangrenée qui pourrait déterminer la mort du malade par asphyxie en tombant
à l'entrée du larynx pendant le sommeil du malade.

On peut remplacer les injections de chlorure de zinc
liquide par l'application de flèches de pâte de Canquoin. Ce
procédé expose peut-être à moins de dangers que l'autre
et peut s'exécuter plus facilement.

Nous terminerons ce chapitre par une remarque concernant les récidives. Lorsqu'on opère les polypes sans prolongements crâniens et qu'on fait l'ablation totale de la
tumeur, il est rare qu'on obtienne une guérison définitive
et presque toujours après un laps de temps plus ou moins
long le malade se plaint d'être atteint comme la première
fois. Le malade de M. Ledentu en est une preuve (obs.
XIII) et la récidive ne se fit attendre que quelques mois.

On trouve parmi les observations de Manne, celle d'un
moine qui ayant été guéri d'un polype par extirpation resta
guéri pendant un an. Mais à cette époque, il eut le mal-
heur de tomber sur la face dans un sépulcre, la tête en
éprouva une violente secousse ; bientôt il reparut une mul-
titude d'excroissances polypeuses qui se reproduisirent à
mesure qu'on les extirpa (Levret, page 372).

Cependant M. Richet nous a raconté dans un entretien
particulier un fait qui semble prouver une guérison défini-

tive qu'il obtint à l'hôpital des Cliniques. Le voici en quelques mots.

En 18.... ce malade qui présentait un polype fibreux volumineux fut traité par les injections de chlorure de zinc faites dans la tumeur avec beaucoup de précautions et au moyen d'une seringue spéciale construite sur les conseils du chirurgien. Après trois injections, la tumeur se sphacéla et tomba. M. Richet put constater qu'il restait encore une sorte de court pédicule qui n'avait pas été détruit. Malgré cela le malade se trouvant bien voulut quitter l'hôpital et trois années plus tard il demandait par lettre à M. Richet un certificat attestant qu'il avait subi une opération. Il le présenta lors du tirage au sort, il fut examiné, déclaré parfaitement guéri et incorporé dans le service militaire.

Malgré ce fait on peut affirmer que la guérison est l'exception et que la récidive est la règle.

MÉTHODES DE TRAITEMENT DES POLYPES NASO-PHARYNGIENS

SANS PROPAGATION CRANIENNE

Parmi les méthodes thérapeutiques employées contre les polypes naso-pharyngiens, les unes très simples, telles que le *séton*, le *broiement*, la *compression* ou l'*excision*, sont à peu près complètement abandonnées aujourd'hui.

Toutefois nous en rappellerons quelques-unes parmi lesquelles nous citerons : 1° l'*arrachement* au moyen d'une rugine, moyen souvent difficile à employer, etde plus exposant à des hémorraghies.

2° La *ligature* qui dans bien des cas ne produit qu'un effet incomplet, en ce sens qu'on ne peut étreindre le pédicule même du polype ; enfin dans les cas où l'on n'emploie pas la ligature soit au moyen du serre-nœud ou de l'écraseur de Chassaignac, la mortification de la tumeur peut déterminer des phénomènes inflammatoires graves (phlegmon, méningite), et donne fatalement lieu à une suppuration qui intoxique le malade. Bien plus, quelquefois le polype en se détachant a pu produire l'asphyxie en pénétrant dans les voies aériennes.

3° La *cautérisation* faite d'abord avec le cautère actuel auquel on substitua les caustiques liquides, et en particulier la pate de Canquoin taillée en flèches selon le procédé de Maisonneuve.

Tout récemment on a préconisé les injections de chlorure de zinc ; enfin dans le même ordre d'idée, M. le professeur Verneuil a proposé et employé l'acide chromique, procédé offrant des avantages réels.

A côté de ces méthodes de cautérisation, on peut placer l'électrolyse (Nélaton) au moyen de laquelle la tumeur fond pour ainsi dire ; ce traitement employé avec succès par Nélaton, Dolbeau et Guyon, de même que celui de M. le professeur Verneuil, nous paraît très rationnel.

Toutefois ces méthodes souvent difficiles à employer, devaient donner l'idée de faire subir aux malades des opérations à la suite desquelles la destruction définitive deviendrait plus facile. Hippocrate le premier incisait ou dilatait la narine du côté malade ; Dupuytren, Chassaignac, Giraldès et M. le professeur Verneuil suivirent et modifièrent ce procédé. Manne (d'Avignon) et Maisonneuve incisèrent le voile du palais ; enfin Syme (d'Edimbourg) serait, d'après M. le professeer Verneuil, le premier qui aurait enlevé le maxillaire supérieur ; depuis l'opérateur anglais, cette ablation définitive a été faite souvent ; on a même enlevé les deux maxillaires.

Nous allons revenir sur quelques-uns de ces derniers procédés. Tout d'abord la méthode dite *nasale* datant d'Hppocrate et consistant à se frayer un passage par les narines. On peut diviser les procédés de cette méthode en deux classes, suivant que le chirurgien s'efforce d'enlever de suite le polype, ou qu'il l'attaque avec lenteur.

Dans le premier cas, la section se fait soit directement sur le nez (Verneuil), soit dans le sillon naso-génien et naso-labial ; quelques chirurgiens ont relevé le nez en haut après section des cartilages et de la sous-cloison ; d'autres l'ont abaissé soit en le luxant, soit en sectionnant les os propres (Chassaignac, Ollier).

Dans le second cas, on emploie les mêmes méthodes, mais on laisse la voie ouverte, afin d'atteindre plus sûrement la tumeur, et d'en surveiller la récidive ; mais les difformités consécutives rendent ce procédé peu pratique, surtout lorsque la masse est volumineuse avec prolongements dans les cavités de la face.

La section du voile du palais utilisée par Maisonneuve et surtout par Nélaton se composait de trois opérations distinctes.

La première a pour but d'ouvrir une voie suffisante au passage des instruments et nécessite l'incision du voile du palais, avec la résection partielle de la voûte palatine.

La seconde a pour but la destruction du polype ; on le

saisit avec des pinces de Museux le plus près possible de
sa base, puis on coupe le pédicule soit avec des ciseaux,
le serre-nœud ou l'écraseur.

On laisse l'opéré reposer pendant quelques jours, puis
on détruit les racines de la tumeur par les caustiques.
Nélaton employait l'acide azotique, et surtout l'électrolyse ;
cette méthode insuffisante pour les tumeurs volumineuses
offre l'avantage d'éviter les difformités extérieures ; l'ouverture permet enfin de surveiller et d'arrêter les récidives.

La dernière méthode que nous avons rappelée (méthode
faciale) consiste en une résection complète ou incomplète
du maxillaire supérieur (Chassaignac) ; grâce à ce procédé,
la tumeur est mise largement à nu, peut être enlevée avec
ses prolongements, et son point d'implantation ruginé,
question importante pour la récidive ; mais ici encore on
se heurte contre la difformité persistante.

CONCLUSIONS

1° Les polypes naso-pharyngiens ont une tendance marquée à envahir la boîte crânienne ;

2° Le diagnostic de pénétration de ces tumeurs dans le crâne ne repose sur aucun signe certain ;

3° Certaines tumeurs avoisinant la base du crâne ont pu faire croire à la perforation de la base alors qu'il n'en était rien ;

4° Lorsqu'il y a lieu de craindre l'envahissement de la boîte crânienne, il faut s'abstenir de toute opération jusqu'à ce que la tumeur gêne quelque fonction importante telle que la respiration et la nutrition ;

5° Une fois l'opération reconnue nécessaire, se contenter d'un traitement palliatif et n'enlever de la tumeur que les parties qui gênent.

Au dernier moment nous avons pris communication du travail inédit de M. le D₀ H. Petit, sous-bibliothécaire à la Faculté, dont nous reproduisons textuellement les conclusions qui sont parfaitement d'accord avec les nôtres.

« Les tumeurs qui siègent autour du crâne peuvent perforer cette paroi osseuse, même dans une très grande étendue et se mettre en contact avec le cerveau sans provoquer aucun accident. Rien dans ces cas ne peut donc avertir le chirurgien de cette éventualité.

« L'ablation de ces tumeurs peut déterminer la mort pendant l'opération elle-même, par syncope, ou quelques jours après, par méningite. Dans un petit nombre de cas, la survie a pu être assez longue pour permettre la cicatrisation de la plaie opératoire.

« L'existence d'une céphalalgie continue, fixe, pongitive, peut, en l'absence de phénomènes cérébraux, faire soupçonner la perforation. Mais cette céphalalgie peut être masquée par des névralgies de la face ; les phénomènes cérébraux peuvent exister sans qu'il y ait de perforation.

« L'ablation de tumeurs paracrâniennes non pénétrantes, peut même déterminer une méningite, ou la mort brusque sans méningité ; de sorte que le chirurgien ne peut le plus souvent baser son diagnostic sur aucun indice certain. On ne peut donc, en cas de mort, rendre un chirurgien responsable de la calamité qui a suivi son opération. »

Imprimerie A. Derenne, Mayenne. — Paris, boulevard Saint-Michel, 52.

Imp. A. DERENNE, Mayenne. — Paris, boulev. Saint-Michel, 52.

www.ingramcontent.com/pod-product-compliance
Lightning Source LLC
Chambersburg PA
CBHW050543210326
41520CB00012B/2689